VOMISSEMENTS GRAVES DE LA GROSSESSE

dans leurs rapports avec

des lésions du système nerveux

PAR

Le Docteur Paul PERRIN

ANCIEN EXTERNE DES HÔPITAUX DE PARIS
MÉDAILLE DE BRONZE DE L'ASSISTANCE PUBLIQUE

PARIS

G. STEINHEIL, ÉDITEUR

2, RUE CASIMIR-DELAVIGNE 2

1910

VOMISSEMENTS GRAVES DE LA GROSSESSE

dans leurs rapports avec

des lésions du système nerveux

PAR

Le Docteur Paul PERRIN

ANCIEN EXTERNE DES HÔPITAUX DE PARIS
MÉDAILLE DE BRONZE DE L'ASSISTANCE PUBLIQUE

PARIS

G. STEINHEIL, ÉDITEUR

2, RUE CASIMIR-DELAVIGNE 2

1910

A LA MÉMOIRE DE MON GRAND-PÈRE
Le Docteur COMTE

A MA GRAND'MÈRE

A MON PÈRE

A MA MÈRE

A MES SŒURS

A MON MAITRE

M. le Docteur DUFOUR

MÉDECIN DE LA MATERNITÉ

Témoignage de profonde reconnaissance.

A MON PRÉSIDENT DE THÈSE

M. le Professeur DEJERINE

PROFESSEUR DE PATHOLOGIE INTERNE
MÉDECIN DE LA SALPÉTRIÈRE
MEMBRE DE L'ACADÉMIE DE MÉDECINE
CHEVALIER DE LA LÉGION D'HONNEUR

A MES MAITRES

DANS LES HOPITAUX DE GRENOBLE

A MES MAITRES

DANS LES HOPITAUX DE PARIS

M. le Docteur DUFOUR
Médecin de l'hôpital Saint-Louis (Service d'enfants)

M. le Docteur BROCQ
Médecin de l'hôpital Saint-Louis

M. le Docteur APERT
Médecin de l'hôpital Saint-Louis

M. le Docteur LAPOINTE
Chirurgien de l'hôpital Saint-Antoine

M. le Docteur DOLÉRIS
Accoucheur de l'hôpital Saint-Antoine

M. le Docteur TAPRET
Médecin de l'hôpital Lariboisière

M. le Docteur GANDY
Médecin de l'hôpital Lariboisière

M. le Docteur LEMAITRE
Assistant de la consultation de chirurgie de l'hôpital Saint-Antoine

AVANT-PROPOS

De tout temps on s'est occupé des vomissements incoercibles de la grossesse. Les médecins et les accoucheurs se sont livrés là-dessus à d'innombrables travaux. Mais l'incertitude plane encore sur cette question.

Si l'on s'entend à peu près sur la symptomatologie, grâce aux observations recueillies avec soin depuis des années dans les maternités, il n'en est pas de même de la pathogénie qui demeure très obscure. Dans ce domaine, les théories sont nombreuses, quelques-unes même fort ingénieuses séduisent au premier abord, mais un examen approfondi montre qu'elles reposent sur des hypothèses.

En somme nous ne savons encore rien sur l'origine des vomissements incoercibles.

Peut-être a-t-on trop voulu faire des vomissements incoercibles une maladie spéciale à la grossesse et découlant d'elle, et n'a-t-on pas assez considéré ces vomissements comme un symptôme pouvant relever de causes diverses.

Il semble qu'à l'heure actuelle on tente des recherches dans ce sens.

Dernièrement dans la *Revue Neurologique* de février 1910 (1), M. le Dr Dufour publiait des observations con-

____

(1) MM. Dufour et Cottenot. *Revue neurologique*, 15 février 1910.

cernant des femmes qui au cours de leur grossesse étaient atteintes de vomissements incoercibles et présentaient en même temps des lésions nerveuses graves. Les vomissements de ces femmes avaient tous les caractères des vomissements incoercibles, et cependant on ne pouvait ici les imputer à la grossesse.

Etant donné, comme nous le verrons plus loin, la rareté des vomissements graves chez les femmes enceintes, nous nous sommes demandé si, dans un certain nombre de cas, ces vomissements ne relevaient pas de lésions nerveuses méconnues. En général, on ne songe guère à examiner le système nerveux d'une femme enceinte même atteinte de vomissements graves, si l'on n'y est pas directement invité par des manifestations nerveuses très apparentes.

Dans les observations que nous avons recueillies, tant que les femmes ont été soignées dans les services d'accouchements, leurs affections nerveuses ont passé inaperçues, ce n'est qu'après un nouvel examen plus médical, si l'on peut dire, que l'on a découvert la cause des troubles qui compliquaient leur grossesse.

C'est pourquoi notre maître M. Dufour nous a conseillé de faire notre thèse sur les vomissements graves de la grossesse en rapport avec des lésions du système nerveux.

Notre intention n'est pas d'émettre une théorie nouvelle et peut-être audacieuse. Nous voulons simplement attirer l'attention sur quelques faits trop caractérisés pour les laisser dans l'ombre.

Nous pensons que ces faits sont de nature à éclairer la

pathogénie des vomissements incoercibles et à restreindre la part peut-être trop grande que l'on fait à la grossesse en cette matière.

Avant d'aborder notre sujet et de présenter nos observations, il nous semble indispensable de dire quelques mots sur les vomissements dans la grossesse et de rappeler les théories auxquelles ils ont donné naissance.

GÉNÉRALITÉS

C'est un fait d'observation banale que les femmes enceintes vomissent fréquemment. Hippocrate en fait déjà la remarque. Si l'on en juge d'après les statistiques des accoucheurs, environ 52 femmes sur 100, dès le début de leur grossesse, éprouvent après leur repas des malaises, ont des nausées et vomissent de la bile et des matières alimentaires. Ce symptôme se présente si souvent qu'on en a fait un des signes de probabilité de la grossesse. Mais, chez la plupart des femmes, ces vomissements ne présentent aucune gravité. Ils disparaissent d'eux-mêmes au bout de quelques mois ou cèdent au régime, à une hygiène rigoureuse ou sous l'influence d'un traitement suggestif.

Tant que les vomissements se bornent à cette symptomatologie, on ne s'en inquiète pas outre mesure. On les classe parmi les phénomènes sympathiques de la gestation.

Mais, dans certains cas les vomissements prennent chez les femmes enceintes un caractère tout à fait spécial et alarmant. Ils deviennent incoercibles, et leur tenacité effrayante et décevante déroute souvent la sagacité des accoucheurs. Ces vomissements graves sont heureusement plutôt rares.

D'après les observations recueillies à la clinique Baudelocque, Perrilliat-Botonet dans sa thèse de Paris (1909), signale 20 cas de vomissements graves en l'espace de neuf ans.

Pick, ayant relevé les manifestations pathologiques présentées par plus de 30.000 femmes enceintes soignées à la clinique de Schauta, nous déclare aussi qu'il n'a pu recueillir que 23 cas de vomissements incoercibles, ce qui donne une proportion de un pour 1300.

Enfin, à la Maternité de Nancy, de l'année 1878 à l'année 1890, on n'en observe aucun cas, et pendant ces 20 dernières années, de 1890 à 1909, sur plus de 12.000 femmes hospitalisées, 8 seulement ont présenté des vomissements méritant d'être qualifiés d'incoercibles. La proportion serait donc ici voisine de celle de Pick, bien que moins élevée, puisqu'elle n'est que de un pour 1.500 (1).

Nous voyons donc, d'après ces statistiques, que tout le monde est d'accord sur l'extrême rareté de ces vomissements graves.

En quoi ces vomissements graves diffèrent-ils donc des autres, car il est de toute importance de bien les distinguer, puisque les uns sont presque inoffensifs, tandis que les autres peuvent amener la mort, si un traitement radical n'est pas institué.

Au début, ces vomissements graves ont toute l'apparence des vomissements simples auxquels ils succèdent la plupart du temps. Mais déjà on peut remarquer leur répétition tenace. Rien ne les arrête, ni le régime, ni le traitement ordinaire employé en pareil cas. C'est alors que l'état

(1) Thèse de SAUSSURE, Nancy, novembre 1909.

général commence à devenir inquiétant. La femme maigrit d'une façon effrayante, sa peau prend un aspect terreux et ridé, elle souffre d'une céphalagie presque continuelle, une soif ardente la dévore, car les vomissements amènent la déshydratation rapide des tissus de l'organisme. Si l'on prend sa température, celle-ci ne présente aucune élévation et se maintient entre 37° et 37°5, mais par contre le pouls s'accélère, d'abord à 90, il peut monter à 100 et 150 pulsations. Non seulement il est rapide, mais dépressible et semble fuir sous le doigt. Puis les vomissements continuant, les urines deviennent rares et se foncent, et toutes les sécrétions et excrétions diminuent. La femme confinée au lit et prostrée, éprouve une lassitude extrême à faire le moindre mouvement. Presque toujours des manifestations nerveuses apparaissent, consistant en céphalée, hallucinations, troubles de la vue, paralysies diverses (monoplégie, paraplégie), etc... Peu à peu la femme affaiblie au dernier degré entre dans le coma et meurt.

En présence de semblables faits, on comprend très bien que de tout temps on se soit inquiété, et que l'on ait cherché la cause de cet effrayant syndrôme pour y remédier.

Il nous paraît intéressant et utile de passer en revue les différentes opinions émises depuis l'antiquité au sujet de vomissements incoercibles et nous verrons ainsi invoquer tour à tour comme cause de ces vomissements, soit des modifications survenues dans l'état général de la femme enceinte, soit des troubles stomacaux dépendant de l'appareil génital.

PATHOGÉNIE

Si l'on remonte à l'antiquité grecque, la première explication des vomissements nous est donnée par Aristote
dans son *Traité de la génération des animaux*. Il les attri-
bue à la rétention des menstrues d'où abondance d'humeurs accumulées dans l'estomac (1).

Les médecins grecs qui se sont occupés de cette question se sont tous rangés à son avis, et sa doctrine resta en
honneur pendant tout le moyen-âge et jusqu'au XVIIᵉ siècle.

A cette époque nous trouvons dans un livre de Guillemeau (*OEuvres de chirurgie*), une explication un peu diffé-
rente. Tout en ne rejetant pas l'hypothèse des humeurs
accumulées dans l'estomac, il semble entrevoir dans le
mécanisme du vomissement un acte réflexe : « La cause de
tel accident ne vient que par trop grande abondance
d'humeurs s'accumulant dans l'estomach, dont les nerfs
ont intelligence et trafic avec l'estomach (2). »

Mauriceau reprend cette théorie, mais pour lui le point
de départ du réflexe serait l'utérus. « Les vomissements, dit-
il, viennent pour la sympathie qui est entre l'estomac et la
matrice et aussi à cause de la similitude de leur subs-

(1) ARISTOTE. 4ᵉ livre. *De la génération des animaux*, chapitre VI.
(2) Jacques GUILLEMEAU. *Les OEuvres de Chirurgie*, chap. de l'heureux accouchement, 1649, p. 278.

tance et de ce que les nerfs qui viennent s'insérer à l'orifice supérieur de l'estomac, ont communication par une même continuité avec ceux qui vont à la matrice... de même que nous voyons ceux qui sont blessez à la teste ou aux intestins et ceux qui ont des coliques néphrétiques, avoir des nausées et des vomissements, sans pour cela qu'ils aient aucune humeur corrompue dans leur estomac (1). »

Un siècle après, De la Motte, dans son *Traité des Accouchements*, nous donne une explication anatomo-physiologique de ce réflexe utéro-stomacal. « Dès le moment que la conception s'est faite, la matrice souffre une contraction, qui est une action extraordinaire et sensible à cette partie, qui reçoit un rameau de la huitième paire des nerfs du cerveau, aussi bien que l'orifice supérieur de l'estomac et cause le vomissement par la correspondance que cette boucle du nerf entretient entre ces deux organes (2). »

Jusqu'au XIXᵉ siècle, les accoucheurs et les médecins partagent la doctrine de Mauriceau et voient uniquement dans les vomissements de la grossesse un phénomène sympathique.

Au XIXᵉ siècle, nous renonçons à suivre l'ordre chronologique dans l'exposé des théories. Elles sont en effet trop nombreuses et trop diverses, et nous nous perdrions dans leur multiplicité. Nous croyons beaucoup plus rationnel de les grouper suivant leur mode d'action.

Un certain nombre d'accoucheurs ont invoqué comme

(1) MAURICEAU. *Maladies des femmes grosses*, 1681, p. 122.
(2) DE LA MOTTE. *Traité complet des accouchements*, 1765, t. 1, p. 150.

cause des vomissements un réflexe à point de départ utérin, et provoqué soit par des positions vicieuses de l'utérus gravide soit par des inflammations des annexes ou des lésions du col.

C'est ainsi que l'on a incriminé tour à tour la difficulté qu'éprouve la paroi utérine à se laisser distendre par l'œuf, ou l'antéflexion et la rétroflexion de la matrice.

Nous ne nous arrêterons pas à la première hypothèse. Quant à l'autre, l'expérience a démontré qu'elle n'avait pas plus de valeur.

Ayant constaté chez des femmes atteintes de vomissements incoercibles, ces positions vicieuses de l'utérus, on crut avoir trouvé la cause de leurs vomissements. On corrigea leur déviation, mais ces femmes continuèrent à vomir longtemps encore après avoir été opérées.

Alors ce fut le tour des lésions du col (induration, rigidité, ulcération) et de l'inflammation des annexes, mais toutes ces lésions sont si fréquentes qu'on peut les rencontrer aussi bien chez des femmes enceintes atteintes de vomissements que chez celles qui ont une grossesse normale. Aussi ne devons-nous pas y attacher grande importance.

Signalons encore la compression des nerfs utérins par l'utérus devenu gravide.

Toutes ces théories qui ont eu leur moment de vogue sont tombées dans l'oubli et n'ont plus cours à l'heure actuelle. Elles ont cependant leur intérêt, car elles peuvent contenir une part de vérité. Tant de choses nous échappent, dans les réactions de l'organisme, qu'il est possible de croire à un réflexe à point de départ utérin aussi bien qu'au réflexe à point de départ stomacal, comme nous le montrent les théories que nous allons exposer maintenant.

Une première théorie attribuait aux lésions du tube digestif la principale cause des vomissements, elle s'appuyait sur quelques observations. On avait trouvé à l'autopsie de femmes mortes à la suite de vomissements incoercibles, des ulcérations gastriques. Mais des recherches anatomo-pathologiques nouvelles et minutieuses démontrèrent le peu de fondement de cette hypothèse.

Alors on imagina des dyspepsies vagues, des troubles digestifs plus ou moins définis. Toutes ces différentes causes en somme d'origine nerveuse devaient exciter le centre du vomissement par voie réflexe.

Nous arrivons maintenant à une théorie extrêmement intéressante et séduisante, très discutée à l'heure actuelle et qui compte parmi ses plus ardents défenseurs le professeur Pinard. C'est la *théorie de l'auto-intoxication.*

Déjà Bailly parle des changements survenus dans la composition du sang des femmes enceintes et des modifications qui en résultent pour le fonctionnement du système nerveux.

Quelques médecins avaient émis l'idée que des troubles dans le fonctionnement de l'estomac favorisaient la production de toxines.

Mais c'est surtout Bouchard qui développe et synthétise cette idée d'intoxication. On sait comment « cette intoxication prend naissance dans l'organisme par le fait de la vie même des éléments cellulaires qui se nourrissent et se dénourrissent sans cesse, qui assimilent et désassimilent, qui sécrètent et excrètent, qui font des toxines et des antitoxines, qui ont leur polymorphisme, leur modalité fonctionnelle individuelle, chez chaque sujet leur vie pathologique. Cette production pour ainsi dire physiologique de poisons se produit chez certains sujets avec une intensité remarquable et peut subir des modifications à la suite des maladies infectieuses, des altérations des organes à sécrétion interne, des évolutions physiologiques de l'organisme (1). »

La théorie de l'intoxication est merveilleusement condensée dans ce passage. Nous y voyons déjà indiquées et comme ébauchées toutes les hypothèses qui vont suivre.

C'est ainsi qu'accoucheurs et médecins vont invoquer comme cause d'intoxication :

Soit le mauvais fonctionnement de l'intestin ;

Soit l'insuffisance des organes excréteurs comme le rein ;

Soit le défaut de transformations par le foie des produits nocifs en produits inoffensifs;

Soit l'élaboration de produits anormaux dans l'organisme au cours de la grossesse, que ces produits soient déversés au niveau de l'œuf, ou par des sécrétions des glandes internes sous l'influence de la gestation.

Nous allons reprendre chacune de ces théories pour les examiner en détail.

Parlons d'abord des toxémies d'origine intestinale. On a remarqué combien la constipation est fréquente chez les femmes enceintes. La stagnation des matières dans le tube digestif peut favoriser l'élaboration de produits toxiques qui sont déversés dans le sang et cette stercorhémie peut

(1) Ch. BOUCHARD. *Leçons sur les auto-intoxications*, 1887.

intoxiquer le système nerveux et produire des vomissements opiniâtres.

A leur tour le *rein* et le *foie* (1) ont été mis en cause,
mais le rein beaucoup moins que le foie, car on observe
rarement de l'albuminurie au cours des vomissements
incoercibles, et si l'on examine les urines on y trouve tous
les produits que le rein excrète normalement.

Donc pas de résorption au niveau de cet organe dont
l'activité fonctionnelle ne semble en rien diminuée.

Depuis le travail de Schiff (2) sur une nouvelle fonction
du foie, tout le monde connaît son rôle destructeur vis-à-
vis des poisons de l'organisme.

Bouchard que nous avons déjà cité nous dit que: « Si
l'organisme fabrique des poisons et pourtant ne s'empoi-
sonne pas, c'est parce que le foie en arrête une partie et
que le reste est éliminé. »

Signalons encore un travail qui parut en 1892 et qui est
l'œuvre de Massen, Paulow, Hahn, Nencki (3), sur le *mécanisme de la fonction antitoxique du foie.* On y relate les
expériences faites sur des chiens chez lesquels on avait
abouché la veine porte dans la veine cave, de façon à sup-
primer le passage par le foie du sang venu de l'intestin.
Ces chiens étaient intoxiqués et présentaient des troubles
graves du système nerveux.

De tous ces travaux il résulte que le foie non seulement
arrête et détruit les poisons venus de l'intestin, mais agit
de même sur les poisons élaborés dans tout l'organisme.

---

(1) H. ROGER. *Action du foie sur les poisons,* 1887.
(2) SCHIFF. *Archives des sciences phys. et nat.,* 15 mars 1887, Genève.
(3) *Archives des sciences biologiques de Saint-Pétersbourg,* t. I, 1899.

C'est sur cette base que s'établit la théorie de *l'hépato-xémie*.

Chez la femme enceinte, le foie étant congestionné et surmené par suite de ses nouvelles fonctions, peut être frappé d'insuffisance passagère et laisser passer dans le sang des toxines qui agiraient sur le système nerveux.

Le professeur Pinard s'est fait l'ardent défenseur de cette théorie. C'est d'un article paru dans les *Annales d'Obstétrique et de Gynécologie* de juillet 1909, que nous détachons le passage suivant où il résume ses idées : « Pendant la gestation, les femmes qui vomissent sont des femmes intoxiquées. Il n'y a pas deux sortes de vomissements. Le vomissement est le premier symptôme apparent d'une intoxication dont l'organisme triomphe le plus souvent, mais aussi pouvant entraîner la mort, après avoir déterminé des symptômes multiples et variables, suivant la réaction individuelle, mais dont le plus constant, le plus facilement appréciable et en même temps le plus grave est l'accélération du pouls (1). »

Le professeur Pinard suppose qu'au cours de la gestation, il s'élabore une toxine, cette toxine à la fois émétisante et toxique se déverse dans le sang et va par son intermédiaire jusqu'au centre du vomissement qu'elle excite au point de produire ces vomissements incoercibles, mais elle agit encore sur le bulbe au niveau de l'origine du pneumogastrique et détermine d'abord de l'hypotension, puis de l'accélération du cœur, enfin elle frappe le système nerveux tout entier, et c'est alors qu'on voit apparaître des phéno-

---

(1) PINARD, *Annales de Gynécologie et d'Obstétrique*, juillet 1909.

mènes nerveux tels que les névrites gravidiques. Cette théorie serait vraiment démonstrative si l'on nous disait la nature de cette toxine, son lieu d'élaboration et pourquoi elle agit sur certaines femmes et non sur d'autres. M. Pinard nous dit que c'est une substance émétisante spéciale à la grossesse, mais cette explication laisse trop de doute dans l'esprit. Quant à son lieu d'origine M. Pinard pense que la connaissance de la sécrétion des glandes internes nous donnera le mot de l'énigme et croit déjà entrevoir la solution du problème dans les sécrétions du « corps jaune de la gestation, cette glande plus volumineuse que l'hypophyse ».

Cette théorie a été discutée et critiquée par M. Doléris dans la même revue.

M. Doléris trouve que de notre temps on fait la part trop grande aux toxémies se développant dans l'organisme par résorption des produits de sécrétion des glandes internes, qu'on y attache vraiment une importance excessive et que pour lui il ne partage pas cette hypothèse en ce qui concerne les vomissements incoercibles.

A l'auto-intoxication il oppose la théorie de l'*hyperexcitabilité du système nerveux*, théorie déjà énoncée par Vinay, dans son *Traité des maladies de la grossesse*. « La véritable cause des vomissements incoercibles, dit-il, c'est l'état pathologique du système nerveux, c'est une névrose fonctionnelle qui se caractérise par une excitabilité anormale des réflexes et qui est vraisemblablement de nature hystérique (1). »

(1) Vinay. *Traité des Maladies de la grossesse*, 1894, p. 211.

D'autre part, Kaltenbach parle du grand rôle joué par l'*hystérie* et Ahlfeld de *l'état névropathique* des femmes atteintes de vomissements incoercibles.

Les partisans de cette théorie nerveuse s'appuient sur des observations nombreuses et bien établies.

Si l'on recherche dans les antécédents des femmes atteintes de vomissements, il n'est pas rare de retrouver des stigmates d'hystérie ou à défaut de cette névrose une impressionnabilité exagérée.

Pour nous mieux prouver l'origine nerveuse des vomissements de la grossesse, M. Doléris fait un rapprochement entre ces accidents et certaines neurasthénies qui éclatent chez des femmes en dehors de la gestation et sont caractérisées par une période d'hypernutrition à laquelle succède une période de dénutrition aboutissant à un amaigrissement extrême accompagné d'arrêt fonctionnel de certains organes, en particulier l'estomac, l'intestin, les appareils de sécrétion. Ces accidents éclatent chez ces névrosées sous l'influence de causes occasionnelles très diverses. Il en est de même chez d'autres névropathes chez lesquelles on constate de véritables formes frustres de la maladie de Basedow avec accélération du pouls, tachycardie mais sans exophtalmie ni goître. Chez les unes c'est une constipation opiniâtre, chez d'autres des crises spasmodiques de l'estomac, enfin tous ces cas s'accompagnent de vomissements répétés, incessants, incoercibles.

Souvent c'est une cause occasionnelle qui détermine leur apparition. Comment donc ne pas admettre que chez de semblables prédisposées la grossesse ne puisse faire éclater ces accidents.

On connaît l'influence de la grossesse sur le système nerveux. Les femmes les plus normales à ce moment, deviennent émotives, bizarres, présentent des altérations du caractère et du goût, à plus forte raison les femmes nerveuses ou hystériques chez qui la grossesse peut déterminer de véritables accidents, comme des vomissements incoercibles.

Mais l'argument le plus décisif en faveur de cette théorie, c'est que ces femmes guérissent quelquefois spontanément sous l'influence d'une émotion, d'un changement de milieu, par l'isolement ou par la suggestion.

D'après ce que nous venons de dire, il est très admissible, pour ne pas dire certain, que dans beaucoup de cas les vomissements de la grossesse n'ont pas d'autre origine qu'une hyperexcitabilité du système nerveux.

Mais lorsque ces vomissements ne cèdent pas au traitement, sommes-nous en droit d'invoquer l'hystérie ou d'autres névroses pour les expliquer ? Ne semblent-ils pas provenir de lésions nerveuses plus accentuées que ces névroses vagues et mal définies ?

Nous sommes loin de connaître l'hystérie, la neurasthénie et les névroses en général. Nous ne pouvons apprécier que des phénomènes relevant de causes qui nous échappent. Et tant qu'on n'aura pas trouvé la lésion nerveuse origine de ces troubles, on ne pourra que s'égarer dans une pathogénie obscure et problématique.

Nous en avons fini avec l'exposé des théories relatives à la pathogénie des vomissements de la grossesse. Nous voyons que la théorie de l'auto-intoxication et la théorie nerveuse sont extrêmement intéressantes et toutes deux aussi très plausibles. Nous ne les discutons pas et nous pensons qn'elles ne s'excluent pas l'une l'autre.

Il nous semble que dans une question aussi ardue et soutenue par des maîtres si éminents, il serait prétentieux de notre part d'apporter des arguments pour ou contre diverses théories. Mais ce que nous pouvons dire c'est qu'elles sont loin d'expliquer tous les cas de vomissements graves au cours de la grossesse.

Comme nous le disons au début, ce syndrome aussi peu spécialisé que les vomissements, peut relever de causes diverses, et vouloir leur attribuer une pathogénie uni-que nous semble résoudre trop simplement une question aussi complexe.

L'amour de la logique nous fait difficilement admettre qu'un même effet soit produit par des causes différentes.

Quant à nous, ce n'est pas une théorie nouvelle que nous voulons exposer ici. En attribuant dans certains cas les vomissements graves de la grossesse à des lésions nerveuses bien définies, nous ne voulons pas dire par là que tous les vomissements incoercibles relèvent d'une affection nerveuse méconnue, nous faisons simplement remarquer que l'on fait une part trop grande aux vomis-sements dus uniquement à la grossesse.

Dans les observations qui vont suivre, on verra comment, chez des femmes enceintes, on avait pris pour des vomissements incoercibles, relevant de la gestation, des vomissements provoqués par des lésions nerveuses avé-rées. Cette erreur de diagnostic tenait à ce qu'on n'avait pas fait l'examen du système nerveux de ces femmes dans les services d'accouchement où elles étaient soignées. Si

ces femmes n'avaient pas passé dans un service de médecine, jamais on n'aurait attribué à leur véritable cause ces
vomissements qui présentaient tout à fait le caractère de
ceux que l'on observe au début de la grossesse.

Nous ne disons point que la grossesse n'ait pas eu une
certaine influence dans l'évolution de ces vomissements.
Sans doute elle avait dû précipiter l'apparition de ce
symptôme qui se serait cependant produit tôt ou tard en
dehors de la gestation.

Nous savons en effet que le vomissement est un phénomène presque constant des lésions des centres nerveux.
M. Doléris nous dit du reste qu'il ne revêt ce caractère
d'extrême violence que dans les lésions bulbaires et cérébrales, et que par contre il manque dans les toxémies
d'origine hépatique ou intestinale.

Si l'on se reporte au mécanisme du vomissement, on
voit que c'est un phénomène purement nerveux. Le centre
du vomissement qui siège au niveau du bulbe peut être
excité soit directement soit de façon réflexe.

Dans les vomissements de cause réflexe, le réflexe se
faisant par l'intermédiaire des nerfs périphériques, peut
avoir des points de départ extrêmement variés.

On sait que les impressions psychiques (la vue de certains objets ou l'odeur de certaines substances, l'idée d'une
chose répugnante) suffisent à déterminer, à produire l'éva-
cuation spontanée de l'estomac.

Tous les viscères à leur tour peuvent être le point de
départ d'un réflexe qui aboutit à un phénomène analogue.

Mais le centre du vomissement peut être encore excité

directement soit par des substances médicamenteuses ou toxiques qui agissent immédiatement sur lui par l'intermédiaire du sang, soit par des affections cérébrales ou bulbaires.

En présence de femmes enceintes atteintes de vomissements on devrait donc songer à toutes ces causes possibles, et voir si l'on a affaire à des vomissements d'origine purement réflexe, ou à des vomissements de cause directe dus à des toxines qui agissent à la façon des substances émétiques, ou alors à des lésions nerveuses, telles que : tumeurs cérébrales, méningite, tabes, névrites, etc.

Nous voyons ainsi que les théories de l'hyperexcitabilité du système nerveux et de l'auto-intoxication gravidique peuvent suivant les cas être invoquées avec toute apparence de raison, aussi bien que la dernière hypothèse que nous avons émise. Les observations qui vont suivre, vont d'ailleurs confirmer notre manière de voir.

VOMISSEMENTS GRAVES CHEZ DES FEMMES ENCEINTES TABÉTIQUES

Nous allons d'abord présenter un groupe d'observations concernant des femmes tabétiques qui au cours de leur grossesse ont eu des vomissements. Ces vomissements étaient des crises gastriques du tabes auxquelles la grossesse imprimait un caractère un peu spécial.

On sait que le tabes est extrêmement aggravé par la grossesse, qui semble précipiter l'évolution de la maladie et faire apparaître ses accidents avec une précocité remarquable.

Si l'on se reporte à la thèse de Grenier de Cardenal (1), on voit qu'il le constate dans de nombreuses observations. D'autre part M. Jean Heitz insiste également sur ce fait. « Le tabes, dit-il, semble être en général aggravé par la grossesse. Chez Mme R..., il a évolué avec une rapidité insolite, puisque, ayant débuté au cours de la grossesse, il était déjà arrivé un mois après l'accouchement, à la période d'incoordination, et qu'on constatait un début d'amyotrophie. »

Quant à nous, nos observations le prouvent d'une façon évidente.

Parmi les femmes, dont nous donnerons les observations, deux présentaient un tabes fruste et latent, puis-

---

(1) GRENIER DE CARDENAL. *Rapports du tabes avec la grossesse et l'accouchement.* Thèse de Bordeaux 1903.

qu'aucune manifestation n'avait permis d'en faire le diagnostic. Devenues enceintes, la grossesse donnant un véritable coup de fouet à leur tabes fit apparaître des crises gastriques simulant à s'y méprendre les vomissements incoercibles.

Dans l'observation I nous voyons que ces vomissements ont conservé leur caractère tabétique.

La femme est prise de véritables crises gastriques accompagnées de douleurs abdominales intenses, de rejet de liquide et matières alimentaires, et pendant la durée de l'accès (trois ou quatre jours) aucune espèce d'aliments n'est toléré, puis la crise cesse pour reprendre ensuite, mais dans l'intervalle des accès la malade s'alimente et digère assez bien.

Dans l'observation II au contraire, nous voyons que les crises gastriques ont tout à fait l'allure de vomissements incoercibles de la grossesse. La femme vomit d'une façon continue, s'amaigrit progressivement et son pouls s'accélère, si bien qu'on croirait avoir affaire à des vomissements typiques de la gestation. Dans l'observation IV, nous voyons que les vomissements ont le même caractère.

Nous remarquons quelque chose de très intéressant dans l'observation III. Il s'agit d'une femme qui pendant ses trois premières grossesses n'a jamais vomi. A la quatrième, elle est prise de vomissements très pénibles accompagnés de douleurs épigastriques intenses. Elle mène cependant sa grossesse à terme, mais après l'accouchement les vomissements persistent et les crises gastriques reviennent tous les quinze jours environ. Bientôt après, l'apparition de douleurs fulgurantes typiques permet de faire le diagnostic de tabes. Nous voyons dans cette observation que le tabes a débuté chez cette femme par des crises gastriques que l'on avait d'abord pris pour des vomissements incoercibles.

Signalons une observation analogue (V). Une femme présente des vomissements si graves qu'on est obligé de recourir à l'avortement, mais, après l'opération, les vomissements persistent et l'on s'aperçoit que la femme a un début de tabes.

Il semble, dans tous ces cas, que la grossesse influence le tabes surtout au point de vue de ses manifestations gastriques. Il n'y a pas lieu de s'étonner de cette prédilection, puisqu'à l'état normal la grossesse amène des troubles stomacaux. Rien de surprenant donc à ce qu'elle provoque des crises gastriques chez les tabétiques.

Du reste, le tabes débute quelquefois par des crises gastriques. On sait qu'il n'existe pas un ordre immuable dans l'apparition de ses accidents qui semblent soumis dans leur apparition à une infinité de causes occasionnelles dépendant, soit de l'état antérieur du sujet, soit d'influences extérieures à lui. Cuzin (Thèse de Lyon, 1898) a mis en lumière, par de nombreuses observations, l'action stomacale, intestinale, hépatique, génitale (vomissements périodiques) sur les crises gastriques du tabes.

Nous citerons encore une observation de M. Touche (VII), bien qu'il ne s'agisse pas d'une femme enceinte, mais cette femme qui a eu une grossesse normale, a vu survenir quelque temps après, de véritables crises gastriques, au moment de ses règles, et ce fut le seul symptôme pen-

dant de longues années. L'apparition de douleurs fulgurantes et de signes d'incoordination montrèrent qu'il s'a-
gissait d'un tabes.

Ces crises gastriques survenant à l'occasion des règles
nous semblent présenter une certaine analogie avec les
crises gastriques chez les femmes enceintes tabétiques.

Dans tout ce groupe d'observations, il n'est pas douteux
que le tabes soit la cause initiale des vomissements de ces
femmes enceintes.

Observation I.

(MM. Dufour et Cottenot, *Société de Neurologie*, déc. 1908).

Mme S..., blanchisseuse, âgée de 35 ans, entre le 3 novembre
1908, dans le service de médecine de la Maternité. Cette femme
est enceinte pour la troisième fois et se trouve au quatrième mois
de sa grossesse. Elle se dit atteinte de vomissements incoercibles.
A l'âge de 21 ans, lors de sa première grossesse, elle vomit depuis
le quinzième jour après la cessation de ses règles, jusqu'à la fin de
sa grossesse. A l'âge de 33 ans, deuxième grossesse ; les vomissements commencent le deuxième mois et durent jusqu'à l'accouchement. Ils nécessitent l'emploi de lavements alimentaires et d'injections sous-cutanées de sérum. Pendant les deux premières grossesses, elle est soignée dans les services d'accouchement, où l'on
porte le diagnostic de vomissements incoercibles. C'est avec ce diagnostic qu'elle se présente dans notre service. Elle y a déjà été
traitée quelques jours, au mois de septembre, mais à cette époque,
elle n'y fait que passer, son entrée ayant coïncidé avec la disparition
des vomissements. Actuellement il n'en est plus de même ; les vomissements sont incessants. Pendant leur durée, il y a des douleurs
abdominales spontanées, assez peu intenses, mais qu'augmente beaucoup la pression exercée sur le creux épigastrique.

Aucun aliment n'est toléré. Il y a, de plus, un léger ptyalisme et le rejet abondant de liquide spumeux verdâtre. La crise de vomissements s'accompagne d'abattement, de dépression des forces, d'amaigrissement prononcé. Le pouls bat entre 65 et 75 pulsations. Les urines ne contiennent ni albumine, ni sucre.

La durée de la crise est variable ; quatre jours en moyenne; mais, en dehors de la crise, la malade vomit parfois dans la matinée. Les accalmies sont de trois à quatre jours, et pendant cet intervalle, la malade s'alite et digère bien.

Entre les grossesses, l'interrogatoire révèle que nous sommes en présence d'une femme qui ne s'est jamais préoccupée de sa santé. Cependant, en insistant, on relève de petits détails qui ont leur importance. Avant sa première grossesse, Mme S... n'a jamais eu de crises de vomissements, mais depuis, et surtout dans les deux dernières années, elle a, tous les deux mois environ, et principalement au moment des règles, des douleurs abdominales très vives, avec vomissements et diarrhée.

A l'occasion de l'une d'elles, un médecin consulté porta le diagnostic de colique hépatique.

Examen de la malade. — Grossesse de 4 mois. On note une série d'autres signes capitaux.

1º Des cicatrices multiples siègent au niveau du membre inférieur droit. Elles n'atteignent que la peau, ne pénètrent pas dans la profondeur, et n'ont aucune attache avec les os de la région. Elles datent de l'enfance et ne relèvent certainement pas de brûlures. La malade ne fournit à leur sujet aucun renseignement satisfaisant. Si elle a eu la syphilis, soit dans son enfance, soit plus tard, elle l'ignore absolument.

2º La sensibilité est diminuée dans tous ses modes, au niveau du membre inférieur droit. Il existe une anesthésie complète au niveau du cou-de-pied.

3º Les réflexes achilléens sont conservés des deux côtés, les réflexes rotuliens également; mais le rotulien droit, est plus faible que le gauche, surtout si l'on observe la malade dans sa crise de vomissements. Au plein de la crise, il nous est même arrivé de ne pouvoir le faire apparaître (disparition intermittente).

4° Le signe d'Argyll Robertson, existe, bilatéral, et il y a de la diplopie dans certaines directions du regard.

5° Absence du signe de Romberg, motilité intacte.

6° Légère lymphocytose du liquide céphalo-rachidien.

7° Les deux enfants nés des accouchements antérieurs sont morts : le premier, deux jours après la naissance, avec de l'ictère, le deuxième, six semaines après la naissance. Le mari de la malade nie avoir eu la syphilis.

Pendant toute sa grossesse, Mme S... a eu par reprises des vomissements de même espèce par périodes de plusieurs jours ou semaines; soumise au traitement spécifique continu, sous forme de piqûres de biiodure de mercure, elle a accouché le 23 avril, à terme, d'un enfant bien constitué.

Observation II.

MM. Dufour et Cottenot. *Bulletin de la Société Médicale des Hopitaux*, 5 février 1909.

Mme B..., âgée de 29 ans, entre dans le service de médecine de la Maternité le 5 décembre 1908. Elle est enceinte de 3 mois et vomit d'une façon continue. Elle rend tous les aliments qu'on lui fait prendre et rejette en plus une quantité considérable de liquide verdâtre.

C'est la deuxième grossesse de notre malade ; la première remonte à quatre ans et s'est terminée par un avortement au sixième mois.

Pendant tout le temps de cette première grossesse, la malade vomissait continuellement et en était arrivée à un état de faiblesse et d'amaigrissement inquiétant.

Cette deuxième grossesse date du mois d'août

Les dernières règles se sont terminées le 26 août ; dès le 15 septembre, les nausées et vomissements ont apparu.

Soignée d'abord chez elle, elle entre pour quelques jours à l'hôpital Saint-Michel, puis passe un mois à l'hôpital Necker. Elle en sort pour être reçue dans notre service.

Les vomissements sont continus, alimentaires, bilieux, ils se font avec effort, s'accompagnant d'une salivation abondante. Il y a de la céphalalgie et un hoquet très pénible. Des douleurs vives existent dans les flancs. Elles sont réveillées par la palpation des fosses iliaques. La malade est constipée.

Les urines sont au-dessous de la normale, sans sucre, ni albumine. La température est aux environs de 37°· Le pouls, entre 65 et 80 pulsations, monte deux ou trois fois à 90°.

A l'examen, on se trouve en présence d'une femme très anémiée, avec une peau et des muqueuses décolorées. Elle est très affaiblie, très amaigrie. Son poids, de 40 kilog. 500 à son entrée, descend le 23 décembre 1908 à 38 kilog. 500. L'état est grave, le pronostic très réservé. Le développement de l'utérus correspond à une grossesse de trois mois. Il existe de plus des troubles nerveux très importants.

a) Inégalité pupillaire. Absence d'Argyll Robertson.

b) Abolition des réflexes rotuliens et achilléens, et des réflexes des membres supérieurs (tendineux).

c) Dissociation de la sensibilité au niveau des membres inférieurs, des deux côtés. Sensibilité à la piqûre très notablement affaiblie depuis la racine des membres jusqu'à leur extrémité. Sensibilité thermique conservée dans ces mêmes régions

d) Lymphocytose très abondante du liquide céphalo-rachidien.

e) Incoordination des membres inférieurs. Avec le pied, la malade ne peut atteindre correctement le but proposé.

Tous ces signes sont rapportables au tabes.

Dans la dernière semaine de décembre, les vomissements deviennent moins fréquents ; la malade, très fatiguée, par des spasmes du diaphragme, a pu être soulagée très efficacement par des pressions continues, exercées entre les deux chefs du sterno-mastoïdien. Elle a été traitée par des grands lavements salés, des lavements alimentaires et des injections quotidiennes de sérum artificiel.

L'alimentation a été reprise peu à peu, sous forme de petites doses de lait glacé, d'eau glacée, puis augmentée progressivement dès que les vomissements eurent cessé. Le 13 janvier, elle pesait 44 kilogr. Depuis elle a encore augmenté ; mais elle se trouve encore trop peu solide pour être amenée à la Société, d'autant plus qu'à différentes reprises, quelques métrorragies nous ont fait craindre une fausse couche.

L'utérus a continué à se développer, la malade dit sentir remuer (début de février).

Malgré le traitement spécifique conduit comme chez la malade précédente, Mme B... a fait une fausse couche le 6 février, et est sortie du service très améliorée, ne se sentant nullement incommodée par son tabes.

Observation III.

Touche. *Bulletin de la Société médicale des Hôpitaux,* 1900.
*Grossesse compliquée de vomissements incoercibles suivie de tabes
avec crises gastriques.*

Mme G..., 40 ans, présentait quand elle entra à Brévannes, en février 1899, tous les symptômes de l'ataxie locomotrice arrivée à son dernier degré : incoordination extrême des mouvements des membres supérieurs, abolition complète des réflexes patellaires, double pied-bot tabétique, impossibilité absolue de reconnaître l'attitude que l'on donnait à ses membres, douleurs fulgurantes, etc. — Le tableau clinique était complet et le diagnostic évident.

Le seul intérêt du cas consistait dans les troubles viscéraux et dans le mode de début de l'affection.

La malade, de famille saine, mariée à 21 ans à un mari bien portant, eut un premier enfant au bout d'un an, enfant encore vivant et de bonne santé.

A 26 ans, seconde grossesse, compliquée de vomissements incoercibles. La malade ne souffrait pas de l'estomac, mais il existait une intolérance presque absolue qui déterminait le rejet immédiat et sans grand effort ni douleur de ce qu'elle avait ingéré. Ces vomissements se prolongèrent jusqu'au septième mois époque où eut lieu l'accouchement. L'enfant succomba au bout de six semaines.

A 28 ans, troisième grossesse tout à fait normale, terminée par la naissance à terme d'un enfant vivant et bien portant.

A 33 ans, quatrième grossesse. Dès son début, la malade éprouva de vives douleurs gastriques ; c'était une sensation permanente d'ardeur stomacale qui n'était nullement calmée par le vomissement. Les vomissements étaient extrêmement douloureux. La malade sait très bien distinguer ces troubles gastriques des vomissements de grossesse qu'elle avait eus antérieurement ; les accidents de la dernière grossesse avaient tous les caractères des crises gastriques tabétiques qu'elle éprouva plus tard.

Au septième mois, la malade commença à éprouver une douleur très vive dans la région dorsale, douleur qu'elle compare à la pénétration d'une vrille dans la colonne dorsale.

L'accouchement se fit à terme, mais l'enfant succomba au bout de six semaines, de la diarrhée infantile.

Les douleurs gastriques, les vomissements persistèrent après la fin de la grossesse et n'ont pas cessé jusqu'à l'époque actuelle. En outre, dès que la malade voulut reprendre son existence habituelle, elle éprouva de vives douleurs dans les membres inférieurs, douleurs fulgurantes typiques et de brusques faiblesses des jarrets qui la jetaient sur le sol. Dans une de ces chutes, il y eut une forte contusion de la région sacrée, et, depuis lors, la marche devint impossible. Depuis cinq ans, la malade est alitée.

Les crises gastriques revenaient en moyenne une fois par quinzaine. Elles étaient d'autant plus intenses qu'elles étaient plus éloignées. Il y en eut qui furent tellement violentes par le degré de la douleur et la fréquence des vomissements, que la malade restait à leur suite dans un état d'algidité cholériforme. Les crises gastriques s'accompagnaient parfois de rétention d'urine, de sueurs profondes siégeant surtout à la face et d'érythèmes dorso-lombaires prurigineux, ainsi que j'en ai vu un exemple. Il n'y eut jamais de crises rectales, ni de crises laryngées.

En revanche pendant les quatres années qui suivirent l'accouchement, la malade éprouva des crises de doulenrs très vives, qui partaient du bord gauche de l'utérus, remontaient dans la fosse iliaque gauche et s'irradiaient dans la profondeur de l'abdomen jusqu'au niveau de l'épigastre. D'après ce que raconte la malade, cette douleur devait siéger au niveau des annexes gauches et du ligament large.

La malade mourut tuberculeuse. A l'autopsie qui nous montra dans la moelle les lésions classiques du tabes, nous avons recherché si ces douleurs utéro-ovariennes étaient dues à une lésion des annexes, consécutive à l'accouchement.

Il nous a été impossible de constater la moindre adhérence, le moindre épaisissement de la trompe pouvant faire soupçonner l'existence antérieure d'une affection gynécologique. Nous sommes donc portés à attribuer les douleurs éprouvées par la malade à de véritables crises utéro-ovariennes qui coexistaient chez elle avec les crises gastriques.

Observation IV.
(PIERRHUGUES, Thèse de Paris 1903).

La nommée Q..., Jeanne, âgée de 22 ans, entre dans le service du Dr Boissard le 1er janvier à midi 30. Elle est dans un tel état de prostration que l'on obtient difficilement des renseignements.

Primipare. Tempérament nerveux. Elle est enceinte de 5 mois. Dès le 3e mois, elle a commencé à avoir des vomissements continus qui n'ont cessé que depuis 4 jours.

Depuis un mois elle a présenté des phénomènes de contracture des membres inférieurs. De plus, phénomènes d'anurie.

A l'examen clinique fait très minutieusement, on constate :

Membres inférieurs. — La flexion de la jambe sur la cuisse et de la cuisse sur le bassin; il y a un léger œdéme dorsal du pied.

Cette contracture est plus apparente que réelle, car on peut dans une mesure notable et en provoquant une douleur qui n'a rien d'exagéré, amener l'allongement des membres. Il semble qu'il s'agisse plus d'une attitude de défense et de repos que d'une contracture réelle, ce qui d'ailleurs concorde avec :

1° L'état des réflexes qui ne sont pas exagérés, mais abolis :

2° L'absence de trépidations épileptoïdes.

Depuis deux mois elle ne marche plus; aussi il y a une atrophie assez marquée du quadriceps fémoral.

Au point de vue de la sensibilité tactile, on constate une hyperesthésie manifeste de la face postérieure des deux cuisses dans le trajet du sciatique ; par contre, il y a une anesthésie partielle de la face postérieure des deux mollets. Au niveau du tibia gauche, il existe un commencement d'eschare.

Colonne vertébrale. — L'exploration de la colonne vertébrale ne révèle aucun point douloureux sur la région lombaire.

Membres supérieurs. — Il existe une parésie légère et une incoordination des mouvements supérieurs. Celle-ci n'est apparue que récemment, tandis que les troubles de la motilité des membres inférieurs remontent à un mois.

Face. — Du côté de la face on constate quelques mouvements choréiformes ; aucune contracture des muscles de la nuque. Le réflexe pharyngien est conservé ; de plus absence de troubles oculaires, les pupilles sont égales et il n'y a pas de rétrécissement du champ visuel.

Sauf un peu de parésie de la vessie qui détermine de la rétention urinaire et oblige de sonder la malade, il n'existe aucun trouble sphinctérien.

Appareil pulmonaire. — Rien du côté des poumons.

Appareil circulatoire. — Rythme embryocardique.

Le 1ᵉʳ janvier, pouls 108 pulsations, le 2, 130, le 3, 140.

La température qui était de 37°4 le 1ᵉʳ, monte à 38°6 le 2 au matin, pour redescendre à 37°8 le soir et atteindre 38°4 le 3, température qui n'est pas en rapport avec le pouls 140.

Appareil urinaire. — Diminution notoire de la quantité, le 2, 300 cent. cubes qui contiennent de l'albumine.

Tel est l'état de la malade.

Le 3, au matin, M. le Dʳ Klippel examine la malade. En présence de cette attitude des membres supérieurs, de cette rétention urinaire qui est bien en rapport avec une affection médullaire, le Dʳ Klippel pense à quelque chose de spinal et il semble porter le diagnostic de meningo-myélite infectieuse. Il y a des phénomènes d'auto-intoxication.

Il y a de la tachycardie, du subdelirium : 140 pulsations, la malade est dans un état grave. M. le Dʳ Boissard espérant amender les symptômes se décide donc à pratiquer l'avortement thérapeutique. Le 3, à 11 h. 30, on place une bougie dans la cavité utérine.

Vers 1 h. 30 à 2 heures, nous pratiquons la ponction lombaire, la malade commençant à manifester des troubles respiratoires caractérisés par accélération des mouvements respiratoires, des crises de hoquet, de la congestion secondaire de la face, des efforts répétés d'expectoration, sécheresse de bouche, tous phénomènes paraissant dépendre d'une lésion secondaire bulbaire qui devait amener la mort à 3 h. 30.

Ponction lombaire pratiquée entre la 3e et 4e lombaire. On constate l'hypertension du liquide céphalo-rachidien. Après introduction de l'aiguille on recueille 10 cent. cubes de ce liquide qui est limpide. L'examen de cette ponction décela la présence d'un certain nombre de lymphocytes.

Pas d'autopsie.

Dans cette observation nous assistons à l'explosion de troubles nerveux importants qui ne peuvent être mis sous l'influence d'une infection, étant donné les résultats de la ponction lombaire.

Ne s'agissait-il pas d'un tabes méconnu ?

Observation V (résumée).

LEYDEN. *Berlin. klin. Wochensc.* 1888.
Über ein Fall von Gastrik krises.

Une femme présente au cours d'une grossesse des vomissements incoercibles et son état devient si alarmant, que Leyden se décide à interrompre la grossesse ; mais après l'avortement, il vit avec étonnement les vomissements continuer comme auparavant. Il examine alors plus attentivement la malade et s'aperçoit qu'elle est tabétique. La grossesse avait donné une violence particulière aux crises gastriques du tabes.

Observation VI (Demelin).

(Signalée dans la *Revue Neurologique* du 15 février 1910. MM. Dufour et Cottenot).

Il s'agissait d'une femme de 42 ans soignée en 1898 à la clinique
Tarnier. Cette femme tabétique incoordonnée depuis 3 ans, avait
présenté au cours de sa grossesse de l'albumine et une crise gas-
trique tabétique avec vomissements. Le fœtus naquit mort et ma-
céré.

Observation VII (Touche).
Vomissements mensuels préataxiques.

Mlle D..., 36 ans, fut toujours très bien réglée jusqu'à l'âge de
21 ans. A cet âge elle eut une grossesse absolument normale, terminée par la naissance à terme d'un enfant bien portant. Depuis
lors pas de grossesse ni de fausse couche. Père de l'enfant était et
est encore bien portant. Pas de symptômes de syphilis à la connaissance de la malade.

Quelques mois après l'accouchement, troubles gastriques parti-
culiers le jour ou quelquefois les deux jours qui précédaient l'époque menstruelle, la malade éprouvait un état nauséeux et tous les
aliments qu'elle ingérait étaient immédiatement rejetés sans douleur
et effort. Dès que les règles apparaissent ces symptômes rétrocé-
daient immédiatement.

En temps ordinaire l'état de l'estomac ne laissait rien à désirer,
ingestion de toute espèce d'aliments : ces symptômes persistèrent
sans modifications pendant 12 ans, depuis l'âge de 22 à 34 ans.

Le médecin que consulta la malade, frappé de cette coïncidence
entre les troubles gastriques et les époques menstruelles, pratiqua
un examen génital qui fut négatif.

A l'âge de 34 ans, la malade commença à éprouver dans les cuisses
des douleurs fulgurantes typiques. Ensuite survinrent des faiblesses
brusques des jarrets et de l'incontinence d'urine.

L'ataxie se montra d'abord aux membres inférieurs, puis aux su-
p^érieurs.

Enfin au mois de janvier, où nous voyons pour la première fois la malade, il ne peut y avoir aucune espèce de doute sur le diagnostic, il s'agit d'une ataxie classique.

Les crises de vomissements menstruels ne se sont pas modifiées depuis l'apparition des autres symptômes du tabes. Cependant depuis deux ou trois mois, les vomissements ont tendance à diminuer ou disparaître. Pendant les deux ou trois premiers jours qui précèdent les règles, la malade a des nausées dès qu'elle a ingéré des aliments, mais le vomissement ne se produit pas.

VOMISSEMENTS GRAVES CHEZ DES FEMMES ENCEINTES PRÉSENTANT DES LÉSIONS CÉRÉBRALES

Nous allons présenter trois observations de femmes enceintes chez lesquelles les vomissements étaient dus à des lésions cérébrales diverses.

La première que nous avons observée avec notre maître M. Dufour, devait ses vomissements à une tuberculose cérébelleuse, comme l'a confirmé depuis l'autopsie.

Ces vomissements qui avaient tous les caractères du vomissement cérébral, avaient été pris à la clinique Baudelocque pour des vomissements incoercibles de la grossesse. Comme il s'agissait d'une femme enceinte, on n'avait pas songé à leur attribuer une autre cause.

La deuxième, soignée dans le service du Dr Sicard au début, pour des vomissements incoercibles de la grossesse, présente de telles manifestations cérébrales et oculaires que l'on songea à la possibilité d'une tumeur cérébrale. L'opération et l'autopsie confirmèrent ce diagnostic. La femme était porteur d'une tumeur des plexus choroïdes de nature indéterminée. Cette lésion était sûrement la cause initiale des vomissements de cette femme.

Quant à notre troisième observation, nous la détachons de la *Semaine médicale* du 30 mars 1910, où nous trouvons relatée une observation parue dans la *Berlin. klin. Wochenschrift.*

Il s'agit d'une femme qui, au cours de ses trois dernières grossesses, a présenté en même temps que des vomissements, des signes de compression cérébrale extrêmement nets.

L'autopsie de cette femme n'ayant pas été faite, on n'a pu savoir, si l'on avait affaire à une tumeur cérébrale, une hydrocéphalie interne, ou à une hypertrophie de la glande pinéale. Cette dernière hypothèse semblerait la plus véridique, car la femme ne présentait ces accidents que pendant ses grossesses.

Dans l'intervalle cette pseudo-tumeur semblait rétrocéder. Or, si l'on se reporte aux travaux de MM. Comte, Thaon et Launois, on voit que pendant la grossesse la glande hypophyse se congestionne, et dans certains cas s'hypertrophie, et lorsque la grossesse est finie, tout rentre dans l'ordre.

Quoiqu'il en soit, il n'est pas douteux qu'une lésion cérébrale plus ou moins déterminée provoquait les vomissements de cette femme au cours de ses grossesses.

Observation I *(personnelle)*.
MM. Dufour et Perrin *Revue Neurologique*. 30 juin 1910.

Vomissements incoercibles de la grossesse dépendant d'une tuberculose infiltrante d'un lobe cérébelleux. Accouchement provoqué. Craniectomie décompressive. Mort par méningite tuberculeuse.

B..., Louise, 22 ans, entre le 23 février 1910 à la Maternité Baudelocque pour des vomissements incoercibles persistant depuis un mois. Elle est enceinte de six mois.

Le père de la malade est mort tuberculeux. La mère, bien portante, a eu quatre autres enfants, deux morts quelques jours après la naissance et deux autres morts en bas âge d'accidents méningés.

La malade a eu, vers 19 ans, quelques troubles digestifs. Mariée à 20 ans, elle a eu deux ou trois mois après son mariage deux crises nerveuses avec perte de connaissance.

Devenue grosse vers la fin d'août 1909; elle est prise en janvier 1910 de céphalée intense, sans albumine dans les urines et bientôt elle se met à vomir abondamment.

Elle vomit sept à huit fois par jour, rendant tout ce qu'elle ingère, plus de la bile.

La céphalée est frontale sus-orbitaire siégeant à droite.

Soignée à l'hôpital Baudelocque suivant la méthode du professeur Pinard, elle continue à vomir; son pouls est à 90° et sa température au-dessous de 37°.

Cette femme se plaint continuellement de la tête, a des bourdonnements d'oreille et des pertes de mémoire ou plutôt de la difficulté à trouver ses mots.

Elle éprouve vers le milieu de mars une certaine difficulté à ouvrir l'œil droit.

Le 21 *mars* 1910, la malade vient encore de perdre 3 kilogrammes en l'espace de peu de jours; le pouls est à 104, la température à 37°. Obnubilation intellectuelle, embarras de la parole.

Sur le conseil du Dr Wallich, on provoque l'accouchement (enfant vivant de 1676 grammes expulsé le 3 avril à 4 heures).

Suites normales au point de vue obstétrical.

La malade continue à vomir les six jours suivants et à se plaindre de la tête.

Le 9 *avril* 1910, la malade passe dans le service du Dr Dufour.

Examen du système nerveux. — Ptosis de la paupière supérieure droite. Ebauche de paralysie du facial inférieur du même côté.

Réflexes rotuliens, achilléens et radiaux conservés plutôt forts.

Pas de clonus du pied, mais phénomènes de trépidation rotulienne très marquée à droite.

Légère parésie de la main droite.

Réactions pupillaires paresseuses.

Céphalée intense, obnubilation intellectuelle légère, parole embarrassée.

Ponction lombaire décelant de nombreux lymphocytes.

14 *avril*. — Perte de connaissance ; c'est la deuxième depuis l'accouchement.

15 *avril*. — Léger nystagmus latéral. Diminution de l'acuité visuelle ; légère maladresse à exécuter les mouvements ; parole traînante un peu embarrassée, pas de Kernig, pas de fièvre. La reconnaissance des objets, bien qu'ils soient vus suffisamment, nettement, ne se fait pas convenablement ; ou plutôt la malade ne trouve plus les termes exacts pour les dénommer (aphasie paraphasique).

Elle place devant chaque nom le mot « porte » (porte-montre, porte-lorgnon).

Le 17 *avril* 1910, grâce à l'obligeance du Dr Rochon-Duvignaud, on peut avoir un examen complet de l'appareil visuel.

Mydriase pupillaire, sans réaction à la lumière. Double papillote avec larges zones d'hémorragies, les unes rouges, les autres plus ou moins décolorées, réduites à la fibrine du sang. Vision : compte les doigts à 1^m50 ou 2 mètres.

Pas de paralysies oculaires ; secousses nystagmiformes dans toutes les directions, surtout latéralement.

En présence de tels symptômes décelant de l'hypertension du liquide céphalo-rachidien avec des signes nerveux de localisation du côté droit sans fièvre, nous pensons à l'existence d'un néoplasme cérébral, et préconisons une craniectomie décompressive, trouvant les indications principales dans la céphalée violente de l'œdème de la papille.

Cette opération est pratiquée avec plein succès par le Dr Guinard dans son service de l'Hôtel-Dieu le 19 avril 1910. Il est découpé un volet osseux portant sur le pariétal gauche.

A la suite de l'intervention chirurgicale, la situation de B... s'est améliorée, les maux de tête ont presque disparu, l'examen du fonds de l'œil pratiqué le 28 avril de nouveau par M. Rochon-Duvignaud, montre une légère amélioration du côté de la papille et de la rétine.

La malade sort de l'Hôtel-Dieu le 7 mai, n'étant plus paraphasique, et ayant retrouvé sa lucidité.

Le 12 *mai*, elle est ramenée à la Maternité (service de médecine) avec une fièvre élevée, signe de Kernig, semi-coma, perte des urines, paralysie portant sur les deux branches du facial du côté droit, rigidité pupillaire à tous les réflexes. Le liquide céphalo-rachidien est très riche en lymphocytes.

La situation s'aggrave et la malade meurt le 27 mai avec tous les signes d'une méningite.

Autopsie. — L'autopsie n'a pu être faite que partiellement. Elle a porté sur le cerveau.

On trouve de l'hydropisie ventriculaire, des méninges molles, épaissies et adhérentes, et une infiltration tuberculeuse de tout le lobe droit du cervelet.

Ce n'est pas de tuberculome qu'il s'agit, mais d'un envahissement de mastic tuberculeux qui, sur une coupe du cervelet, ressemble aux formes infiltrantes de certaines tuberculoses testiculaires. Cette lésion d'ancienne date a occasionné la méningite tuberculeuse.

Un frottis d'une parcelle tuberculeuse du cervelet a permis de déceler la présence d'un bacille de Koch. Il a été prélevé un autre morceau pour inoculation au cobaye.

Lors du premier séjour de la malade à l'hôpital, en avril, le liquide céphalo-rachidien injecté dans le péritoine d'un cobaye ne l'avait pas tuberculisé.

Observation (II) (*inédite*)

(Recueillie dans le service du Dr Sicard, Hôtel-Dieu (1)

Mme L..., 20 ans, entre une première fois le 2 février 1910, à l'Hôtel-Dieu dans le service du Dr Sicard.

Cette femme est enceinte de 2 mois environ. Ses dernières règles datent du 20 novembre 1909.

Elle a été réglée à 14 ans toujours régulièrement. On ne note rien de grave dans ses antécédents personnels et héréditaires.

Elle vient à l'hôpital parce qu'elle vomit depuis un mois. Ses vo-

(1) Nous tenons à remercier ici M. le Dr Sicard, de l'extrême obligeance qu'il a eue de nous procurer cette observation.

missements n'ont pas de caractère inquiétant. Elle vomit une ou deux fois par jour après ses repas. Elle n'est pas amaigri, mais souffre d'une céphalée assez intense. Après examen, on conclut à des vomissements simples de la grossesse. Température 37°3. Pouls 65 à 70. On l'isole et on la soumet au traitement habituel des vomissements.

Son état s'améliore. Elle quitte l'hôpital le 13 février pour se soigner chez elle. Elle ne vomit presque plus, mais sa céphalée persiste.

Elle revient le 24 février très amaigrie, souffrant d'une céphalée atroce et présentant de l'amaurose, en même temps ses vomissements ont repris avec une insistance et une tenacité très inquiétantes.

La malade est très constipée. Urines diminuées de quantité, foncées, mais ne contenant pas d'albumine. La température oscille entre 37° et 37°5. Le pouls est très instable.

Les vomissements qui se répètent jusqu'à 8 fois par jour se font sans effort au moindre déplacement de la malade. Elle rend tous les aliments qu'elle ingère, quelquefois de la bile. Ses vomissements présentent tous les caractères du vomissement cérébral.

Elle se plaint de céphalée intense et continue, surtout à droite et en arrière. Elle indique avec la main la prédominance de ses douleurs tantôt au niveau du pariétal droit, tantôt plus bas au niveau de l'occipital, sans que l'on puisse localiser d'une façon précise le siège du mal.

On constate une diminution de l'acuité auditive à droite.

On procède alors à l'examen du système nerveux périphérique.

Les réflexes rotuliens, achilléens sont conservés. Pas de clonus du pied. Pas de signe de Babinski. Motilité intacte. Pas de troubles de la sensibilité. Rien à signaler du côté des sphincters.

Les troubles de la vue attirant l'attention, on la fait examiner au point de vue oculaire dans le service du professeur de Lapersonne.

L'examen ophtalmique fait par le Dr Golezowski montre une stase papillaire double avec hémorragies péripapillaires.

Le 28 *février* on fait une ponction lombaire qui ne décèle pas de lymphocytose rachidienne. On la met dans une salle d'isolement au

repos absolu, et on lui fait le traitement habituel des vomissements
incoercibles.

Devant la persistance des symptômes nerveux, on fait une 2e et
3e ponction lombaire les 12 et 14 mars. On ne note pas d'hypertension du liquide céphalo-rachidien après introduction de l'aiguille.
L'examen ne donne pas de lymphocytose, mais glycose rachidienne
en plus grande abondance 0,75 ctgr. au lieu de 0,50 ctgr. par litre.

L'état de la malade devenant de plus en plus inquiétant et consta-
tant l'inefficacité du traitement médical, en présence des signes
nerveux énumérés plus haut, on songe à une tumeur cérébrale, et
on fait passer la malade dans le service du Dr Guinard pour la faire
opérer.

Le 18 *mars 1910*, M. le Dr de Martel fait une crâniectomie de la
fosse cérébelleuse droite, on ne trouve pas d'hypertension du liquide
céphalo-rachidien, pas de hernie méningée. Pas d'apparence de
tumeur. On sonde la substance cérébrale pour tâcher de découvrir
un abcès, mais les recherches sont infructueuses.

La malade meurt le lendemain de l'opération. On fait son autopsie
et on trouve à l'examen du cerveau une tumeur des plexus choroïdes. L'étude de cette tumeur au point de vue histologique n'a pas
encore été faite.

Observation III

M. Nolen. *Berlin. klin. Wochensch.* 6 et 13 décembre 1909,
rapportée dans la *Semaine médicale*, du 30 mars 1910.

Un cas de « pseudotumeur cérébrale » apparue au cours d'une gros-
sesse et ayant récidivé dans deux grossesses consécutives, avec vo-
missements.

Il s'agit d'une femme de 40 ans qui, bien portante jusqu'à sa
douzième grossesse, avait été prise dans la deuxième moitié de
celle-ci, de céphalalgie gauche avec vomissements tenaces, de torpeur cérébrale, d'une hémiparésie droite, avec tremblement de la
main du même côté. Cet état de torpeur s'accentua dans les dernières semaines de la gravidité jusqu'à prendre l'aspect d'un sommeil

continuel. Peu de temps après tous ces symptômes disparurent.

La 13ᵉ grossesse se termina par une fausse couche à 4 mois et ne s'accompagna d'aucun phénomène morbide.

En décembre 1900, dans le troisième mois de la 14ᵉ grossesse, l'affection se montre de nouveau sous le même aspect et la malade entre à l'hôpital en mars 1901.

Là, M. Nolen constate une torpeur cérébrale et une somnolence prononcées, une hémiparésie droite sans signe de Babinski, du tremblement intentionnel de la main droite, de la stase papillaire bilatérale, une pupille gauche dilatée et ne réagissant pas à la lumière. L'éclosion d'une infection pulmonaire grave nécessite l'avortement provoqué. Quelques jours après, l'oculiste signale un ptosis à l'œil gauche et la paralysie du droit interne du même côté. La somnolence d'abord diminuée s'accentue de nouveau à l'occasion d'une recrudescence de l'infection pulmonaire. Puis lentement tout rentre dans l'ordre, la malade quitte l'hôpital en septembre, ne présentant jusqu'à sa nouvelle grossesse que quelques vertiges et gardant une pupille élargie et paresseuse à la lumière et un léger tremblement de la main.

Elle revient à la clinique en février 1904 alors qu'elle est enceinte de huit mois de son 15° enfant. Les symptômes sont analogues à ceux de la grossesse précédente, et cèdent après l'accouchement en l'espace de 2 mois.

VOMISSEMENTS GRAVES OBSERVÉS CHEZ DES FEMMES ENCEINTES ATTEINTES DE NÉVRITES.

Nous voyons dans les observations précédentes que les vomissements graves sont nettement sous la dépendance des lésions nerveuses.

Celles que nous allons présenter semblent moins évidentes.

Il s'agit de femmes dont les vomissements sont accompagnés ou suivis de névrites.

Dans une observation (X), on peut constater une *névrite du pneumo-gastrique* qui doit nécessairement provoquer les vomissements graves de la malade.

Dans une autre (I), la névrite précède de deux mois l'apparition des vomissements.

Du reste, M. Puyo nous dit dans sa thèse (1), que les névrites sont habituellement accompagnées de vomissements graves qui mettent la vie de la femme en danger, et dans les 14 observations de sa thèse, presque toutes ses névrites s'accompagnent de vomissements.

Il semble qu'il y ait une véritable relation entre ces deux ordres de phénomènes.

C'est pourquoi nous croyons ne pas sortir de notre hy-

(1) PUYO. *Névrites gravidiques*, Thèse de Paris, 1904.

pothèse, en les joignant aux observations de femmes tabétiques ou atteintes de lésions cérébrales.

Observation I.

CORTÉ. Thèse de Paris 1875.

Le 21 janvier 1874, entre à l'hôpital Saint-Antoine, salle Sainte-Agathe n° 6, la nommée Lefèvre. Son admission est nécessitée par une bronchite aiguë, qui suit sa marche ordinaire et ne présente rien de particulier. A l'époque de son entrée à l'hôpital, la malade était enceinte de quatre mois environ.

Vers les premiers jours de février, sa bronchite étant guérie, elle s'aperçoit qu'elle ne peut faire péniblement que quelques pas dans la salle. A ce moment 16 février, on examine la malade et on peut constater l'état suivant :

Les membres inférieurs ont notablement perdu de leur force. Les membres supérieurs eux-mêmes sont affaiblis surtout à droite. La sensibilité est complètement abolie aux membres abdominaux, il y a une légère analgésie aux membres supérieurs. La marche est presque impossible : la malade peut faire quelques pas, mais elle chancelle aussitôt et est obligée de s'arrêter : vessie et rectum sains. Urines normales.

La malade est alors au cinquième mois de sa grossesse.

Son état reste stationnaire pendant environ deux mois.

6 *mai*. — Elle est prise de vomissements répétés. Douleurs lombaires excessivement violentes qui arrachent des cris à la malade. Injections de chlorhydrate de morphine qui amènent un calme momentané.

Le 7. — Les vomissements continuent, leur fréquence augmente. Vésicatoire que l'on panse avec deux centigrammes de chlorhydrate de morphine.

Le 8. — Les vomissements sont de plus en plus répétés, ils sont presque incessants. Les douleurs lombaires persistent. Cet état continue pendant 5 jours. Les vomissements sont incoercibles.

Le 13. — M. Ball agite avec M. Duplay la question de l'avortement. Pouls à 132°.

Le 15. — L'accouchement est provoqué au moyen du dilatateur utérin de Tarnier. Il se termine heureusement. Le fœtus, qui a environ huit mois et demi, est parfaitement viable et paraît assez vigoureux.

Les jours suivants, il n'y a rien de particulier à noter, sauf la cessation complète des vomissements, la malade nourrit son enfant, elle se plaint de quelques douleurs passagères dans la jambe droite. Il y a toujours une grande faiblesse des membres inférieurs, la sensibilité est encore complètement abolie. La malade étant couchée peut cependant imprimer des mouvements assez étendus à ses jambes.

Cet état persiste encore quelque temps; cependant vers les derniers jours du mois de mai, on peut constater une amélioration notable. La sensibilité est revenue en grande partie dans les membres inférieurs, les impressions sont également beaucoup mieux perçues dans les membres supérieurs.

Dans la première quinzaine de juin, l'amélioration augmente; la malade commence à faire quelques pas dans la salle avec un appui. Un peu plus tard elle marche seule.

L'amélioration quoique marchant lentement se continue cependant.

Le 10 *juillet*, la malade se plaint de douleurs vives sur le trajet des nerfs interosseux inférieurs. La percussion et l'auscultation sont négatives. Ces douleurs cessent sous l'influence des injections morphinées pour reparaître ensuite.

Le 12. — On trouve la malade reprise de nausées et de vomissements semblables à ceux qui avaient lieu avant l'accouchement. Les traits sont tirés, les yeux enfoncés dans leur orbite, le nez paraît effilé. La malade présente enfin le facies abdominal. Cependant le ventre est normal, rien à l'auscultation. Douleurs violentes dans la région lombaire. Les urines examinées donnent un précipité albumineux assez abondant.

Le 14, les vomissements sont moins violents. La malade est surtout tourmentée par des nausées incessantes, la physionomie est beaucoup moins altérée. L'urine ne présente plus qu'une trace d'al-

bumine à peine perceptible. On continue les injections morphinées
et les bains prolongées (2 h. 1/2).

Le 15, la malade est beaucoup mieux, les nausées et les vomissements ont cessé. Plus de douleurs. L'urine ne présente plus trace
d'albumine. Cette violente secousse n'a pas arrêté l'amélioration
de la paraplégie.

La malade sort de l'hôpital à la fin de juillet. Elle est encore un
peu faible sur les jambes, mais cependant peut marcher sans appui.
Son enfant qui est en nourrice depuis un mois se porte fort bien.

Observation II (très résumée).

DESNOS, JOFFROY, PINARD. *Académie de médecine,* nov. 1888.

Une femme, au deuxième mois de la grossesse est prise de vomissements assez violents pour que plusieurs fois on ait discuté la
nécessité d'une intervention obstétricale ; puis au quatrième mois,
les vomissements continuant toujours, se développe brusquement
une paraplégie portant sur les quatre membres, avec abolition des
réflexes, atrophie musculaire évoluant avec une rapidité extrême,
bientôt suivis de l'affaiblissement de l'intelligence, l'amnésie, bref
le tableau complet d'une psychose polynévritique. On pratiqua l'a-
vortement, et la malade guérit.

Observation III.

WHITFIELD, *Lancet,* 1883, rapportée dans la thèse de PUYO.

Mme R..., âgée de 40 ans, femme d'une rigoureuse sobriété, accou-
cha à terme d'une petite fille superbe le 7 août 1880. C'était sa
septième grossesse, et les grossesses antérieures n'avaient été suivies, ni accompagnées d'aucune maladie.

Durant sa dernière grossesse cependant, des troubles apparu-
rent durant les premiers mois et augmentèrent à mesure que la
grossesse s'avançait; la peau dénotant un mauvais état général, était
jaune comme si le foie était malade. Elle s'amaigrit rapidement,
mais jusqu'à la fin du sixième mois elle ne fut pas contrainte de

garder le lit jusqu'au jour où elle fut prise d'une crise de vomissements contenant une grande quantité de bile. Pendant environ une
quinzaine de jours, elle ne pouvait garder aucun aliment et la faiblesse devenait si grande que je commençais à penser qu'il allait
être nécessaire de provoquer l'accouchement.

Cependant à la fin de cette quinzaine, l'état de la malade s'améliora un peu et elle put garder un peu d'eau de gruau et de jus de
viande. La semaine suivante, elle eut la force de se lever un peu
dans la journée; mais cependant les vomissements n'avaient pas
cessé complètement et jusqu'à son accouchement, il ne se passe de
jour qu'elle n'eut une crise. Tous les remèdes classiques furent
essayés sans succès; le bismuth sembla produire de bons résultats;
la malade put s'asseoir tous les jours et descendit les escaliers la
veille de son accouchement. Pourtant durant cette quinzaine elle
se plaignit que ses jambes étaient froides et elle s'aperçut qu'elle
ne pouvait plus s'en servir; il fallait l'aider pour monter et descendre les escaliers, elle ne souffrait pas, se plaignait seulement de
froid dans les jambes. Elle essaye de les réchauffer en s'asseyant
devant le feu, mais en vain.

Avant cette grossesse, elle avait une tendance à l'obésité et je
crois qu'elle perdit 80 livres (anglaises).

L'accouchement fut normal et dura environ cinq heures. Les vomissements cessèrent le lendemain et elle commence à prendre de
la nourriture. Elle n'eut pas de fièvre, les lochies furent normales.

On pensa qu'elle était en bonne voie de guérison lorsque, après
quatre jours, elle se plaignit d'un engourdissement dans les jambes.
Quelques jours après, elle éprouva des douleurs intenses dans les
membres inférieurs avec sensation de piqûres d'aiguille et d'épingles dans les mains. Elle avait une sensation de brûlure dans les
paumes des mains et des douleurs dans les bras. Les mouvements
des jambes étaient faciles dans le lit et les bras ne se paralysèrent
que douze jours après l'accouchement.

Le onzième jour après l'accouchement, nous la fîmes lever et c'est
alors que je pus constater la nature extensive de l'affection. Le
Dr Dreschfeld vit la malade avec moi à ce moment là et nous trou-

vâmes qu'elle avait perdu *l'*usage des bras et des jambes. Il lui était impossible de sentir la plus légère pression sur les jambes, et c'est avec difficulté qu'elle pouvait les croiser l'une sur l'autre. Les réflexes patellaires étaient absents. Les deux pieds étaient en extension et les doigts fléchis.

La paralysie des mains portait sur les extenseurs. Elle avait de la difficulté pour s'asseoir dans son lit et se plaignait d'engourdissement dans la partie inférieure de l'abdomen et à l'épigastre. Heureusement la respiration était normale. A l'émergence des nerfs des bras et des jambes, elle éprouvait une vive douleur.

La sensibilité cutanée variait suivant les endroits, augmentée en certains points, elle était diminuée en d'autres.

Nous lui ordonnâmes une potion à la strychnine et du massage.

En huit jours elle alla mieux. L'amélioration fut lente, mais continuelle. Actuellement les bras, avant-bras, les cuisses et le tronc sont presque rétablis, mais les mains, jambes et pieds ne le sont pas. Elle ne peut endurer de poids sur les pieds comme autrefois, et cependant elle peut les fléchir et les remuer plus facilement.

La force revient progressivement.

Observation IV.

(Soloview. *Med. Obozr...*, 1892, rapportée dans Thèse de Puyo).

Cas de vomissements incoercibles de la grossesse, s'accompagnant de névrite périphérique multiple.

Femme âgée de 24 ans.

Antécédents névropathiques. La malade a eu à 18 ans des accès hystériques convulsifs, survenus à la suite d'une fracture de l'humérus. D'ailleurs, la malade présente des stigmates non douteux d'hystérie. sous forme de plaques d'anesthésie et de paresthésie, surtout aux membres inférieurs. Avant son mariage, elle avait eu des troubles gastro-intestinaux. Elle se marie en juillet 1891 et devient enceinte en octobre de la même année. Un mois après le début de la grossesse, la malade est prise de vomissements tenaces, elle est obligée de s'aliter. On la nourrit avec des lavements nutritifs.

Le 1er *janvier*, elle entre à l'hôpital de Moscou.

A l'examen, on constate un utérus en antéversion : son col dirigé en arrière est conique et rigide.

De plus, la malade présente des symptômes qui indiquent évidemment l'existence d'une névrite périphérique multiple. On constate, en effet, une parésie marquée des membres inférieurs s'accompagnant d'hyperesthésie.

La pression sur les muscles et les principaux troncs nerveux est douloureuse, surtout à gauche. L'atrophie musculaire est très prononcée. Il y a des traces d'albumine dans les urines. Certains muscles, tels que les péroniers, le tibial antérieur et l'extenseur commun des orteils présentent une diminution considérable de l'excitabilité faradique, et on y constate en outre la réaction de dégénérescence. Réflexe rotulien aboli à la hanche, affaibli à droite.

Il existait du prurit et une éruption eczémateuse au dos et à la nuque. Les vomissements persistent et ces symptômes de polynévrite s'accentuent tous les jours. Soloview se refuse à pratiquer un accouchement provoqué en raison de l'état d'affaiblissement de la malade. La maladie se termine par la mort.

L'examen microscopique des différents troncs nerveux démontra l'existence d'une névrite parenchymateuse caractéristique dans le nerf phrémique et moins prononcée dans les autres nerfs.

Observation V.

Stembo, de Wilna (Russie).

Un cas de polynévrite au cours de la grossesse consécutive à des vomissements incoercibles.

La femme Céc. Gr., ne présente aucun antécédent héréditaire fâcheux. Dans l'enfance, elle a toujours été bien portante. Elle a été réglée à 14 ans, et depuis elle a toujours été bien réglée. A 24 ans, elle se marie avec un homme robuste et bien portant. Sept mois après son mariage, elle devient enceinte. Au commencement du deuxième mois de sa grossesse, elle présenta des vomissements qui en peu de temps devinrent très prononcés malgré les traitements variés et opportuns qu'on leur opposa. Ils durèrent plus de trois mois. C'est durant cette période que la malade commença à se plaindre de douleurs dans les jambes. Ces douleurs cessèrent au bout de quelque temps, et la malade, alitée depuis le début de ses vomissements, voulut se lever.

Mais elle sentit une telle faiblesse dans les jambes qu'elle ne put se tenir debout et elle s'affaissa. Le membre inférieur gauche était le plus faible et était aussi le siège de vives douleurs. Je fus consulté pour la première fois peu de temps après; j'examinai la malade et je fis un examen électrique.

Voici ce que je constatai :

La patiente est une femme de 25 ans, bien constituée, de taille moyenne.

Du côté de la face, on ne remarque rien d'anormal : elle fronce les sourcils, elle ouvre et ferme les yeux qui peuvent accomplir tous les mouvements normaux. Les pupilles réagissent bien, le champ visuel n'est pas rétréci. Pas de dyschromatopsie.

La mémoire est affaiblie, la compréhension un peu difficile. La langue n'est pas paralysée et ne présente pas de tremblements fibrillaires. Il n'existe aucun trouble de la phonation, ni de la déglutition. La température est normale; le pouls, le cœur, et les poumons n'offrent rien d'anormal.

La hauteur de l'utérus répond au sixième mois de la grossesse. Les fonctions urinaires et intestinales ne présentent rien de particulier.

Les urines ne contiennent ni albumine ni sucre.

Au membre supérieur, la motilité n'est pas atteinte; pourtant la flexion et l'extension des doigts sont un peu douloureuses.

Au membre inférieur, la cuisse est légèrement fléchie sur le bassin et le pied est en varus équin.

Les muscles des membres inférieurs sont visiblement plus atrophiés que les supérieurs. Cette atrophie est surtout accusée dans la région antéro-externe de la jambe gauche.

La sensibilité est peu altérée; on constate seulement un peu de diminution de la sensibilité à la partie inférieure de la cuisse.

La force musculaire est très amoindrie. Le réflexe patellaire est affaibli à droite, complètement aboli à gauche.

Les muscles sont très sensibles à la pression et présentent une grande surexcitabilité : les nerfs tibial et musculo-cutané sont de même douloureux à la pression.

L'exploration électrique donna les résultats suivants : Au membre supérieur, on ne note rien d'anormal, peut-être peut-on dire qu'il existe un retard dans la contraction. Au membre inférieur droit, l'excitation galvanique et faradique est amoindrie d'une façon insignifiante. Au membre inférieur gauche, on trouve que l'excitation au courant faradique est presque nulle, de même au courant galvanique, l'excitation des nerfs est faible. Les muscles réagissent encore au courant galvanique, mais la contraction est lente vermiculaire.

Le traitement électrique amena une grande amélioration, si bien que vers la fin du huitième mois de sa grossesse, la malade a pu marcher. Elle mit au monde un enfant vivant, à terme, qui mourut peu de temps après. Le traitement fut continué et, un mois après l'accouchement, la malade était déjà en état d'entreprendre une petite promenade à pied.

Observation VI

HERRENSCHMIDT, LEPAGE et DUFOUR, rapportée dans la *Revue neurologique* du 15 février 1910.

Mme B... présente, dès le premier mois de sa grossesse, des vomissements incoercibles persistant pendant le deuxième mois, amenant un amaigrissement énorme; l'état devient grave, le pouls à 130, urines rares, albumineuses. M. Lepage pratique l'avortement le 3 octobre. Celui-ci ne donne pas lieu à des complications, mais l'état de Mme B... s'aggrave les jours suivants, l'estomac est tout à fait intolérant, le pouls est à 140. La veille de l'avortement, la malade s'était plainte de douleurs dans les jambes, ces douleurs augmentent bientôt.

Le 6 *octobre*, la malade commence à délirer, puis les jours suivants elle est frappée d'amnésie en même temps qu'une paraplégie apparaît. Puis ce sont les muscles laryngés qui sont pris ; bientôt les sphincters se relâchent, il y a une petite eschare sacrée.

Le 2 *novembre*, alors que la polynévrite était sensiblement améliorée, la malade fait dans la journée deux crises épileptiformes généralisées, puis des crises subsintrantes suivies d'un coma profond. Quand celui-ci cesse, on constate de l'hemianopsie gauche. Huit jours après l'état psychique était des plus satisfaisants. Les membres inférieurs recouvrent dans la suite lentement sous l'influence du traitement électrique leur motilité. Le pouls reste rapide très longtemps et est encore à 90 au mois de juillet.

En janvier, tout est rentré dans l'ordre.

Observation VII (très résumée).

(CATHALA et P. TRASTOUR, *Bulletin de la Société d'obstétrique de Paris*, séance du 19 mai 1904).

Un cas de polynévrite gravidique.

Pendant deux premières grossesses, la malade avait vomi. Enceinte pour la troisième fois, elle eut des vomissements très abondants, souvent hémorragiques, puis apparut une paraplégie avec douleurs très violentes, hypéresthésie des membres supérieurs, troubles des sphincters, enfin troubles psychiques caractérisés par une irritabilité particulière.

Après l'accouchement qui se fait à terme, la malade s'améliore peu à peu.

Observation VIII (RUDAUX).

(Extraite de la *Revue neurologique* du 15 février 1910).

Une femme de 33 ans, ayant eu une première grossesse accompagnée de vomissements, est prise au cours de sa seconde grossesse de vomissements alimentaires, puis bilieux survenant pendant le cinquième mois.

Ces vomissements s'accompagnent de salivation abondante, douleur, brûlure épigastrique, hoquet, affaiblissement extrême.

Cet état persiste plus d'un mois, mais le pouls s'accélère constamment au-dessus de 100, les urines deviennent peu abondantes, du subictère apparaît. On se décide à interrompre la grossesse et on ramène un fœtus mort. Ceci se passe le 5 janvier. Les jours suivants tous les troubles disparaissent et l'état de la malade devient satisfaisant, quand, le 18 janvier, des douleurs apparaissent dans les membres inférieurs et une polynévrite s'installe avec impotence, atrophie musculaire, abolition des réflexes, douleurs, etc. Traitée par le massage, l'électricité, cette polynévrite guérit peu à peu, et au mois de mai la malade pouvait marcher.

Observation IX (résumée)

WALLICH. *Annales d'Obstétrique et de Gynécologie*, 8 mars 1909.

Avortement provoqué pour vomissements incoercibles, névrites et rétinite hémorragique.

G. P..., primipare, entre à la clinique Baudelocque le 23 août 1905. Elle a eu ses dernières règles le 30 juin, et a depuis le début de juillet des vomissements abondants; obligée de garder la diète hydrique, elle tombe dans un état de faiblesse extrême.

Le 2 *octobre*, des troubles visuels apparaissent : amblyopie très marquée qui va en s'accentuant.

Le 4, on interrompt la grossesse et les vomissements disparaissent le lendemain, mais la malade, très faible, ne peut se lever pour la première fois que le 14 novembre. On constate alors qu'elle se tient debout avec beaucoup de peine; elle a en effet une névrite à forme paraplégique avec abolition des réflexes, atrophie musculaire et douleur à la pression des veines musculaires.

Cette névrite guérit d'ailleurs parfaitement et la malade pouvait quelques mois après, reprendre ses occupations.

Observation X

Dufour et Cottenot. *Société de Neurologie*, 4 mars 1909.

Mme G..., 25 ans. Elle en est à sa deuxième grossesse. Comme à la première, elle fut atteinte dès le début de vomissements incoercibles qui, quelques temps, nous firent craindre une issue fatale. Ceci se passait en novembre et décembre 1908.

A partir du 3 décembre, elle ne vomit plus, reprend du poids, et elle était au mois de mars en parfaite santé. Cependant, depuis trois mois, qu'avaient disparu les vomissements, elle avait gardé, sans aucune lésion organique, sans lymphocytose rachidienne, un symptôme de première importance, permettant d'incriminer une névrite du pneumogastrique, c'est une tachycardie permanente maintenant les pulsations à 120. Ceci, disions-nous, est la preuve d'une mononévrite siégeant sur le nerf qui a les rapports les plus intimes avec l'estomac ; peut être même est-ce ce nerf qui domine la physiologie des vomissements.

Tout au plus pourrait-on penser que la lésion de cette tachycardie est haut placée, qu'elle atteint le bulbe, et on aurait encore une meilleure raison de lui rattacher le vomissement.

CONCLUSIONS

Nous voyons que les vomissements de la grossesse, ont dans certains cas, comme cause initiale, une lésion nerveuse bien caractérisée.

Si nous apportons, comme preuve à l'appui, un nombre restreint d'observations, c'est qu'aucune recherche n'a été faite particulièrement dans ce sens.

Mais il semble que, dans bien des cas où le traitement ordinaire des vomissements de la grossesse n'avait eu aucun résultat, on devait se trouver en présence de lésions nerveuses méconnues.

Aussi, nous ne croyons pas inutile d'insister en demandant, lorsqu'on se trouve en face de pareils accidents, à ce que l'on procède vis-à-vis de ces femmes à un examen neurologique minutieux.

C'est la seule façon de pouvoir ensuite opposer à leur mal une thérapeutique appropriée et d'obtenir quelque résultat du traitement.

Nous voyons du reste par nos observations, que le traitement ordinaire des vomissements incoercibles fut en tous ces cas d'une inefficacité remarquable, et que par contre une femme chez qui l'on avait décelé le tabes assez à temps pour y opposer un traitement antisyphilitique, put mener sa grossesse à terme et s'améliorer.

BIBLIOGRAPHIE

Bayle. — *Des névrites puerpérales*, Thèse de Lyon 1896.

Cathala et Trastour. — *Bulletin de la Société d'obstétrique de Paris*, séance du 19 mai 1904.

Corté. — *Des paraplégies puerpérales*, Thèse de Paris 1875.

Desnos, Joffroy, Pinard. — *Académie de médecine*, nov. 1888.

Doléris. — *Compte rendu de la Société d'obstétrique et de gynécologie*, 12 juillet 1909.

Dufour et Cottenot. — *Société de Neurologie*, décembre 1908.

Dufour et Cottenot. — *Tribune médicale*, 2 janvier 1909.

Dufour et Cottenot. — *Bulletin de la Société médicale des hôpitaux*, 5 février 1909.

Dufour et Cottenot. — *Société de Neurologie*, 4 mars 1909.

Dufour et Cottenot. — *Revue Neurologique*, 15 février 1910.

Dufour et Perrin. — *Revue Neurologique*, 30 juin 1910.

Grenier de Cardenal. — Thèse de Bordeaux, 1903.

Leyden. — *Berlin. klin. Wochenschrift*, 1888.

Nolen. — *Berlin. klin. Wochenschrift*, 6 et 13 décembre 1909.

Pierrhugues. — *Etude critique sur les vomissements incoercibles de la grossesse*. Thèse de Paris, 1903.

Pinard. — *Compte rendu de la Société d'obstétrique et de gynécologie* du 12 juillet 1909.

Puyo. — *Les névrites gravidiques*, Thèse de Paris 1904.

Saussure. — Thèse de Nancy, nov. 1909.

Touche. — *Bulletin de la Société médicale des hôpitaux*, 1900.

Wallich. — *Compte rendu de la Société d'obstétrique et de gynécologie*, 8 mars 1909.

Vinay. — *Traité des maladies de la grossesse*, 1894.

TABLE DES MATIÈRES

Le Mans. — Imprimerie Monnoyer. — 1910.

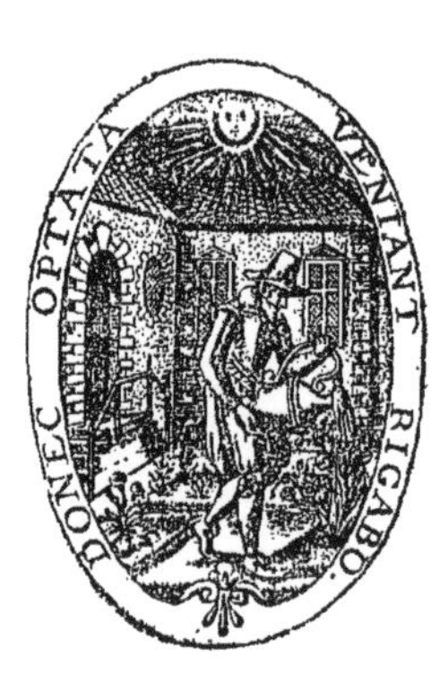
DONEC OPTATA VENIANT RIGABO.

www.ingramcontent.com/pod-product-compliance
Ingram Content Group UK Ltd.
Pitfield, Milton Keynes, MK11 3LW, UK
UKHW021216230726
13926UKWH00003B/1046